LE TRAITEMENT

DU

DALTONISME

DANS LES ÉCOLES

PAR

A. FAVRE

—◦✠◦—

LYON
ASSOCIATION TYPOGRAPHIQUE
G. RIOTOR, RUE DE LA BARRE, 12
—
1877

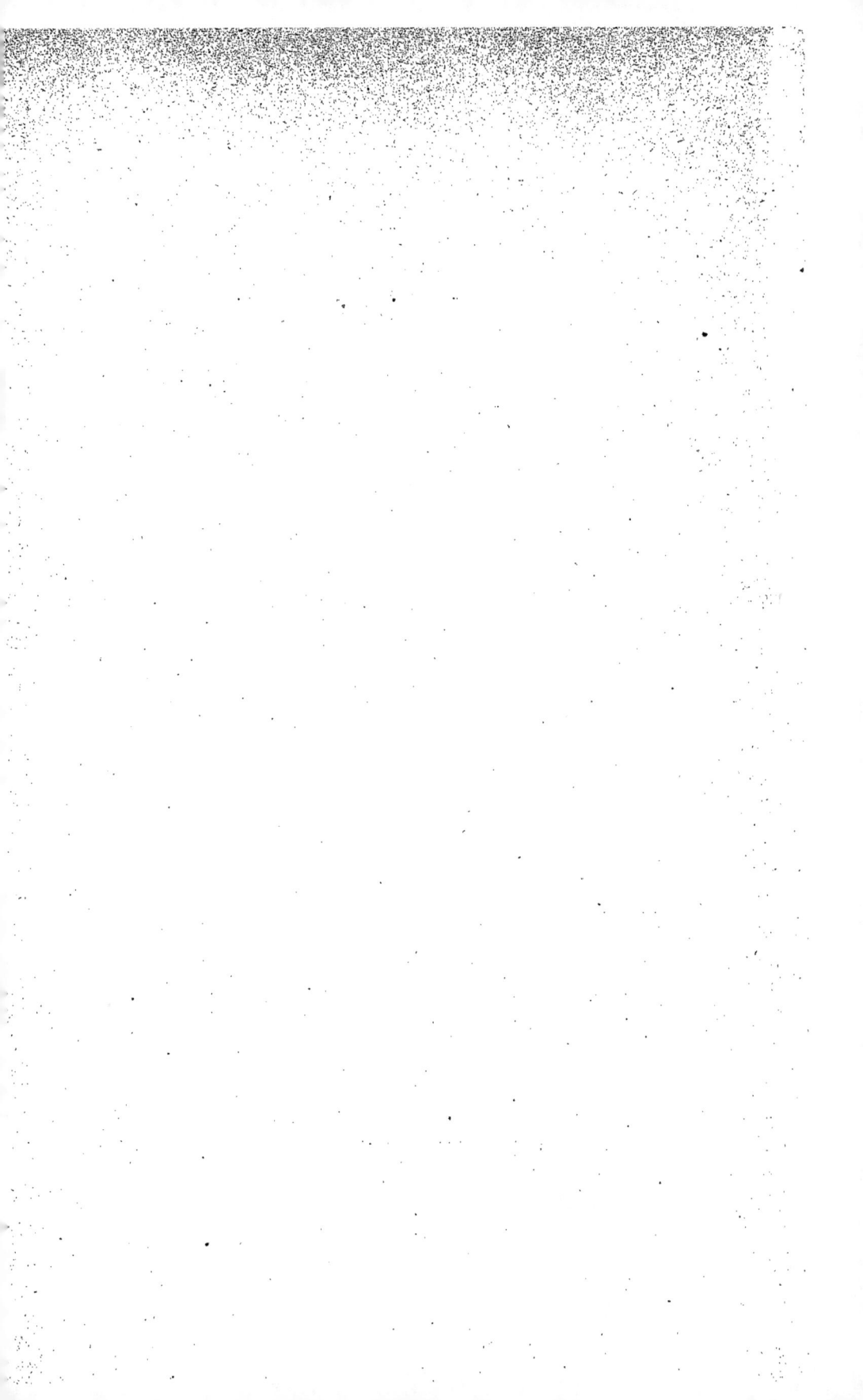

LE TRAITEMENT DU DALTONISME

DANS LES ÉCOLES

LE TRAITEMENT

D U

DALTONISME

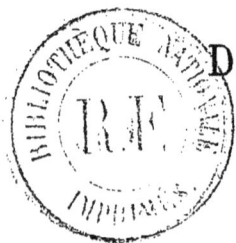

DANS LES ÉCOLES

PAR

A. FAVRE

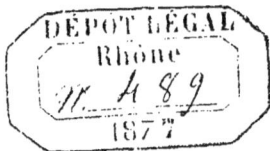

LYON
ASSOCIATION TYPOGRAPHIQUE
C. RIOTOR, RUE DE LA BARRE, 12
—
1877

LE TRAITEMENT

DU DALTONISME

DANS LES ÉCOLES

———

J'ai fait connaître au mois d'août 1874 (1) un certain nombre d'observations qui me paraissaient démontrer la curabilité du daltonisme par l'exercice. Ces faits se rapportaient à des enfants et à des adultes ; ils avaient été observés dès le mois de février 1873 pour les enfants, et dès l'année 1872 pour les adultes. Depuis cette époque, de nouvelles et nombreuses observations ont tout à fait confirmé les résultats que j'avais obtenus.

J'avais, depuis l'année 1855, suivant en cela les conseils de Georges Wilson et de Potton, pratiqué la visite des couleurs au chemin de fer ; j'avais refusé des candidats, réclamé le changement d'emploi d'un certain nombre d'agents et fermé la carrière à quelques jeunes gens qui, se destinant à l'emploi de chauffeur mécanicien, avaient dans les écoles spéciales terminé leurs études dans ce sens.

Je n'ai, depuis cette époque, jamais hésité à réclamer l'exclusion des daltoniens des services actifs du chemin de fer ; j'ai fait les mêmes recommandations en ce qui touche la marine et j'ai tâché de mettre en lumière les grands dangers et

(1) Congrès de l'Association française pour l'avancement des sciences à Lille.

les nombreux inconvénients que présente le daltonisme pour ceux qui sont atteints de cette infirmité et pour les voyageurs de terre et de mer.

J'ai pensé qu'il était nécessaire d'attirer dans les écoles l'attention des enfants sur les couleurs, et à l'époque même où je croyais que le daltonisme était incurable, j'étais persuadé qu'il était avantageux de prévenir de bonne heure les malades, afin qu'ils eussent à choisir une profession où la notion exacte des couleurs ne leur fût pas indispensable. Il m'était arrivé souvent de rectifier, même en peu de temps, le jugement de candidats affectés de chromatopseudopsie en apparence confirmée, et j'étais bien disposé à admettre deux classes de daltoniens : les vrais, c'est-à-dire les incurables, et les faux, ceux qui pouvaient être guéris par l'exercice. J'espère aujourd'hui démontrer, pour les adultes et pour les enfants, que les daltoniens ne sont que des individus mal doués pour le sens chromatique, et que tous peuvent, par l'exercice, acquérir le minimum nécessaire de notion des couleurs.

Un grand nombre d'instituteurs et d'institutrices ont mis en pratique le procédé que je leur ai fait connaître ; des résultats très-concluants et entièrement favorables ont été obtenus par tous. Je présenterai maintenant le résumé des faits exposés par quelques-uns d'entre eux. Presque tous ont dressé des tableaux synoptiques où l'on peut suivre facilement et jour par jour les progrès des élèves. Je regrette de ne pouvoir reproduire ces pièces très-intéressantes, qui témoignent de l'attention que nos collaborateurs ont donnée à cette partie de l'enseignement primaire.

Dans les écoles de *MM. Heilmann* et *Turquier*, de Lyon, 146 écoliers ont été examinés en 1873 et en 1874, 35 d'entre eux présentaient des erreurs sur une ou plusieurs couleurs élémentaires. Tous furent guéris, sauf un qui, ayant quitté l'école, ne put être retrouvé.

M. Bouchard, de Tarare, dans une lettre adressée à M. le docteur Matagrin, le 23 avril 1875 et communiquée par mon collègue, donne les résultats obtenus dans l'école qu'il dirige, en ces termes :

« 109 élèves de mon école, âgés de sept à quinze ans, ont « été appelés séparément, le 7 avril, à dénommer les couleurs « franches. 99 les ont dénommées sans erreur et sans hésita- « tion ; les 10 autres ont commis des erreurs sur le *violet*, le « *vert* et le *bleu*. Ce sont les élèves..... Le 12, ces 10 élèves « ont été appelés et interrogés de nouveau, et ils ont dé- « nommé les couleurs sans hésitation, excepté le numéro 10, « qui a toujours vu le *violet bleu ;* mais le 16 avril, à une « troisième interrogation , il les a très-bien dénommées. « Tous les élèves de mon école connaissent donc actuellement « l'a b c de la science des couleurs, et pour qu'ils ne l'oublient « pas, je me propose de renouveler fréquemment cette expé- « rience... »

M. Cheyssière, de Montmeyran, en août 1875, m'a fait connaître les résultats constatés dans son école sur 36 écoliers. Il a fait ses interrogations et ses exercices à l'aide des sept couleurs ; 15 élèves ont commis des erreurs qu'ils ont recti- fiées en deux ou trois séances.

Des succès semblables ont été obtenus par *M. Espagne*, instituteur à Beaumont, qui, après avoir disposé dans son école une échelle chromatique, parvint, en peu de temps, à faire dénommer sans faute à ses élèves, au nombre de 35, âgés de cinq à treize ans, 15 nuances différentes se rappor- tant aux cinq couleurs fondamentales.

A Montéléger, *M. Bellon*, instituteur, après avoir trouvé sur 36 élèves, 3 daltoniens et 4 hésitants, arrivait, en trois séances, à rectifier l'appréciation de 6 élèves ; le 7e confon- dait encore le *vert* avec le *bleu*.

Des notes très-intéressantes me furent aussi adressées le 16 novembre 1875 par *M. Liotard*, sur plusieurs écoles du

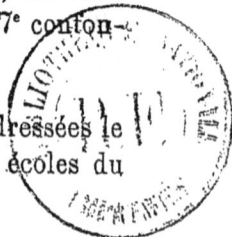

département de la Drôme, et en dernier lieu (juillet 1877), cet instituteur m'a donné le tableau des élèves de l'école de Beaufort où 7 daltoniens sur 30 enfants ont été guéris.

M. Alfred Lattès, de Nice, le 7 décembre 1875, m'a donné le résumé complet, sur des tableaux très-soignés, de l'examen de 167 élèves de l'école municipale. 137 répondirent exactement sur les 5 couleurs fondamentales; 30 se trompèrent et furent exercés dix fois, du 10 au 23 novembre 1875; 20 ont appris les couleurs très-bien; 7 se sont améliorés et les apprendront sans aucun doute; 3 ne connaissaient aucune couleur; l'un d'eux les apprendra probablement; 2 sont très-peu intelligents.

A l'école de *M. Baton*, le 30 juillet 1875, sur 128 élèves que j'examine devant l'instituteur, 103 répondent sans erreur et sans hésitation, 25 présentent des erreurs que j'ai classées ainsi qu'il suit :

5 ne connaissent pas le *violet,*
1 hésite sur le *violet,*
2 hésitent sur le *violet* et sur le *bleu,*
3 hésitent sur le *bleu,*
3 se trompent sur le *vert,*
1 confond le *bleu* avec le *vert,*
1 dit le *vert* et le *bleu, violets,*
2 se trompent sur le *jaune,*
1 se trompe sur le *jaune,* le *vert* et le *violet.*
1 ne connaît que le *rouge,*
2 se trompent sur le *rouge,*
1 se trompe sur le *rouge* et sur le *vert,*
2 se trompent sur toutes les couleurs.

Ces élèves sont exercés à plusieurs reprises et presque tous arrivent à dénommer convenablement les cinq couleurs fondamentales. L'un d'eux cependant, qui s'était trompé sur toutes les couleurs, persiste dans son erreur sur le *vert,* le *bleu* et le *violet* ; 2 autres ont quitté l'école avant la fin de leur éducation, mais tous les deux ont présenté une amélioration très-notable.

La plupart des instituteurs, dont le temps est très-occupé, se sont livrés à ce genre d'enseignement, qui ne fait point partie de leur programme, pendant les récréations, afin de ne pas éveiller les susceptibilités de leurs inspecteurs.

Au mois de mars 1876, *M. Vignon*, instituteur à Loriol, me fit parvenir, par l'intermédiaire de M. le docteur Chalamet, mon collègue, le relevé très-soigneusement fait de l'examen des couleurs, sur 86 élèves de son école. Ce travail se termine par le résumé suivant :

« 86 élèves ont été examinés,

« 64 ont bien distingué les différentes couleurs,

« 22 les ont plus ou moins confondues,

« 6 probablement à cause de leur jeune âge,

« 16 seraient donc plus ou moins atteints de daltonisme.

Ces 22 élèves ont été exercés et interrogés souvent.

Le 19 octobre, M. Vignon me fit parvenir un nouveau tableau rendant compte d'une manière très-exacte des réponses faites aux différentes interrogations subies par ses élèves :

« 86 élèves avaient été examinés une première fois,

« 64 avaient bien distingué les couleurs,

« 22 les avaient plus ou moins confondues.

« Ces derniers ayant été soumis à de nouvelles épreuves,

« après leur avoir montré plusieurs fois les couleurs, tous,

« sauf deux qui ont quitté l'école, sont parvenus à bien dis-

« tinguer les différentes couleurs. »

Le moyen thérapeutique a consisté justement à montrer et à dénommer devant les élèves, séparément, la couleur des paquets de laine qui avaient été mis en usage pour le diagnostic de leur dyschromatopsie.

Je ne saurais assez rendre hommage à la patience et au dévoûment avec lesquels les personnes dont je viens de citer les noms se sont livrées à l'enseignement des couleurs, bien que cette étude en dehors du règlement ait été pour elles un

surcroît de travail et les ait exposées à certains désagréments.
Je dois cependant mentionner spécialement les documents
que m'a fournis M. Brachet, longtemps adjoint à l'école de
M. Peloux, avenue de Saxe, 100, actuellement directeur de
l'école de l'avenue de Saxe, 228. Depuis le 2 août 1875,
M. Brachet m'a fourni 12 tableaux que je regrette de ne pouvoir donner tels qu'il les a dressés. Je dois me borner à reproduire le résumé que cet excellent instituteur m'a remis le
4 juillet de cette année 1877.

« Des notes détaillées et précises que j'ai recueillies sur
« les daltoniens de l'école municipale de l'avenue de Saxe,
« n° 100, résulte le résumé que voici :

« Après un premier examen passé les 28 juillet et
« 2 août 1875 par M. le docteur Favre, 34 élèves sur 101 sont
« déclarés malades : les couleurs sont dénommées devant eux.

« Trois exercices nouveaux (13, 14 et 16 août 1875) appor-
« tent les améliorations qui suivent :

« 19 élèves de plus connaissent les couleurs ;

« 15 restent malades, la plupart sujets à de graves erreurs.

« Deux mois plus tard, 6 examens (13, 16, 18, 19, 20 et
« 22 octobre 1875) guérissent complètement les 15 malades.

« A la même époque, une revue générale démontre que,
« sur 87 élèves, 67 connaissent sûrement les principales
« couleurs, et que, sur ce nombre de 87, 20 élèves nouveaux
« non exercés arrivent tous à la même connaissance, sauf 6
« au bout de 5 exercices (15, 18, 19, 20 et 22 octobre 1875).

« En mai 1876, 110 élèves sont examinés.

« 54 ne commettent aucune erreur.

« 22 sujets aux rechutes, tous guéris, sauf 4 après 16
« examens.

« 34 élèves nouveaux arrivent aussi à de bons résultats,
« sauf 8 après 6 examens (du 5 au 13 mai 1876).

« 12 malades restent, qui, à part 4 dont 1 seul commet des
« erreurs considérables, guérissent également après 14 exa-
« mens (30 juin au 9 août 1876).

« Au mois de novembre de la même année, une revue

« générale me permet de constater que 20 enfants sont restés
« sujets aux rechutes ; 5 exercices suffisent pour les guérir,
« sauf 1.

« Du 9 janvier au 20 mars 1877, 10 examens me donnent
« les résultats suivants :

« 3 élèves confondent encore, l'un le *violet* avec le *vert*,
« l'autre le *bleu* avec le *violet*, et le troisième le *vert* avec le
« *bleu*, erreurs faciles à faire disparaître, et qui permettent
« d'affirmer qu'avec 5 ou 6 exercices tous les élèves (plus de
« 110) connaîtront les couleurs franches.

« Dans le cours de cette utile et intéressante étude, j'ai
« souvent désespéré de la guérison d'un enfant de 6 ans et
« demi, qui, après 65 examens, ne put, le 23 novembre 1876,
« me dénommer une seule couleur sans hésiter.

« 11 exercices de plus ont guéri ce daltonien sans pareil,
« qui commença par distinguer le *vert* et qui a fini pourtant
« par ne plus dire *jaune* quand on lui montre *rouge*. »

Je n'ajouterai rien à cet exposé si clair, si ce n'est que la
méthode que nous proposons ne pouvait pas être appliquée
par des mains plus habiles.

J'avais déjà, dans plusieurs écoles, chez M. Heilmann par
exemple, constaté des rechutes, et je pense qu'il sera nécessaire d'instituer la visite périodique dans les écoles. Elle
devra surtout s'adresser à ceux qui auront présenté des
erreurs ou la moindre hésitation.

L'on s'est borné, dans la plupart des écoles, à montrer les
5 couleurs élémentaires ; lorsque chacun des élèves sera
pourvu de ce minimum de notion des couleurs, ceux qui se
destinent à des professions où la connaissance exacte des
couleurs et des nuances offre de l'importance, devront être
exercés aussi sur ces nuances, soit à l'aide des gammes de
Chevreul, soit avec des produits manufacturés : étoffes, ru-
bans, fleurs artificielles, etc.

Les personnes du sexe féminin arrivent, en général, de
bonne heure à la connaissance exacte des couleurs. Ainsi,
dès l'âge de 8 ans, l'on trouve très-peu de jeunes filles qui

ne connaissent pas exactement les couleurs les plus usuelles. Je me suis, en conséquence, peu préoccupé des écoles de filles ; j'ai cependant noté certains faits qui me paraissent présenter quelque intérêt.

En 1874, sur un nombre de 138 filles, âgées de 7 à 14 ans, appartenant aux écoles de Mmes Régnier et Turquier de Lyon, je n'ai compté que deux enfants atteintes à un très-faible degré de dyschromatopsie : l'une confondait le *violet* avec le *vert*, l'autre avec le *bleu*. Ces erreurs ont été facilement rectifiées. Ces 138 jeunes filles étaient, il est vrai, entre les mains d'institutrices de grand mérite, et de plus un grand nombre d'entre elles avaient passé par des salles d'asile où les couleurs sont enseignées.

J'ai assisté, depuis cette époque, à la leçon sur les couleurs donnée par Mlle Dassin, cours Lafayette, 8 ; Mlle Dassin se servait d'un disque de Newton et de différents objets colorés ; elle montrait les couleurs à toute la classe ; elle interrogeait le plus souvent les élèves sans leur faire quitter leur place ; les petites filles se trompaient aussi souvent que les petits garçons. La leçon à toute la classe est certainement très-utile, mais l'exercice individuel est nécessaire aux enfants mal doués.

Sur 38 élèves, âgées de 4 à 15 ans, examinées aux mois de novembre et de décembre 1875 par *Mme Bellon* à l'école de Montéléger (Drôme), 9 ont fait des erreurs sur les couleurs élémentaires ; ce sont, sauf 2 d'entre elles, les plus jeunes. En trois séances, 4 ont appris les couleurs, 2 se sont améliorées, les autres, qui étaient dans le même état, ont dû réclamer de nouveaux exercices.

Mlle Métrot, à la date du 2 janvier 1877, résume ainsi les divers tableaux synoptiques des exercices institués à l'école de Montchat :

« Sur 50 enfants âgées de 4 à 11 ans, j'ai remarqué, dès le « début, que 30 n'avaient aucune notion des couleurs.

« Le 7 février 1876 :

« 15 voyaient le jaune, rouge.

« 2   »   le violet, vert.

« 1   »   le bleu, rouge.

« 1   »   le vert, violet.

« 1   »   le violet, rouge.

« 12   »   le rouge, jaune.

« 3   »   le violet, rose.

« 3   »   le bleu, violet.

« 2   »   le rouge, noir.

« 1   »   le bleu, jaune.

« 1   »   le violet, bleu.

« Dès la deuxième séance, 5 connaissaient les couleurs; à
« la troisième, le nombre s'était accru de 2. Enfin, après six
« mois d'exercices, qui étaient pour mes jeunes filles de
« véritables distractions, et seulement durant une très-faible
« partie des heures de récréation, sur 50 élèves, 40 connais-
« saient parfaitement les couleurs; les 10 plus jeunes con-
« fondaient encore quelques nuances.

« Je reste donc convaincue que, pratiquant régulièrement
« les exercices méthodiques, tels que vous me les avez expli-
« qués, la connaissance des couleurs peut être acquise en
« très-peu de temps par les jeunes enfants. »

Il résulte de l'examen de ces divers témoignages que beaucoup d'enfants des deux sexes arrivent dans les salles d'asile
et dans les écoles sans avoir la notion des couleurs élémentaires. Le nombre des enfants à qui cette notion a manqué a
été, dans la plupart des écoles de garçons que nous avons
visitées, de 20 à 30 pour 100. Cette proportion diminue à
mesure que l'attention des élèves est portée par les maîtres
sur les objets colorés. Certains exercices : lavis de plans,
cartes de géographie, leçons d'histoire naturelle, etc., ont
une influence évidente sur les progrès des élèves dans ce
sens. Pour les filles, les travaux de couture, de broderie, le
soin des vêtements, l'usage des fleurs, réduisent beaucoup,
dès l'âge de 8 ans, le nombre de celles qui distinguent avec

peine une ou plusieurs des couleurs élémentaires. A cet âge, le nombre des garçons qui se trompent gravement sur la dénomination des couleurs est encore très-considérable, et nous avons vu que, si la plupart arrivent assez facilement à acquérir la connaissance de ces couleurs, plusieurs d'entre eux réclament des soins assidus et prolongés, qu'ils ont besoin d'être de nouveau examinés, pour ainsi dire, d'une manière périodique, jusqu'à ce que l'on ait acquis la certitude de leur guérison. Ceux même qui n'ont présenté que l'hésitation sur le violet, que l'on peut considérer comme le premier degré de la dyschromatopsie, et qui, souvent à première vue, se seront rectifiés, ne doivent pas être considérés comme guéris ; à un deuxième examen il arrivera souvent que, reconnaissant très-bien le violet, ils hésiteront entre le bleu et le vert.

Quel sera le meilleur procédé à mettre en usage dans les écoles ?... Il est évident que la pratique fournira de nouveaux enseignements ; mais de ce que nous avons observé depuis cinq ans, nous pouvons tirer les conclusions suivantes :

Il sera prescrit aux instituteurs et aux institutrices :

1° D'interroger séparément les élèves de leur classe sur les 5 couleurs élémentaires, ainsi que sur le noir et le blanc ;

2° D'inscrire exactement, à la date du jour de l'examen, en face du nom de l'élève, la réponse qu'il aura faite ;

3° Les élèves qui auront fait des réponses défectueuses seront appelés séparément deux fois par semaine, et les couleurs seront dénommées devant eux ; ils seront interrogés et enseignés jusqu'à ce qu'il soit démontré que la notion exacte des couleurs élémentaires leur est acquise ;

4° Des examens périodiques seront institués ;

5° Chaque fois que l'occasion s'en présentera, la dénomination exacte des objets colorés sera faite en pleine classe ;

6° Un cours supérieur sur les couleurs sera fait aux élèves qui se destinent à une profession spéciale, à l'aide des gammes de Chevreul et des objets manufacturés les plus usuels.

Le traitement du daltonisme chez l'adulte nous a donné des résultats très-concluants que nous avons consignés en grande partie dans un travail inédit présenté à l'Académie des sciences. Nous avons souvent obtenu chez des jeunes gens une guérison rapide et vraiment surprenante; mais dans un grand nombre de circonstances, il a fallu, pour arriver au but, beaucoup de temps et de patience. Mais qu'importent le temps et les difficultés quand on peut à coup sûr débarrasser tant de malades d'une infirmité dont les conséquences peuvent être si graves pour ceux qui en sont affectés et pour les personnes si nombreuses qui s'embarquent dans les ports et dans les gares de chemin de fer.

Nous avons étudié le daltonisme surtout au point de vue pratique, sans toutefois négliger les théories qui résulteront de l'observation attentive des faits.

La visite des couleurs ne s'établit pas sans difficultés dans les administrations de chemin de fer et dans la marine, cependant M. Polonceau, ingénieur, sous-directeur du service des machines, se proposait de l'introduire dans les chemins de fer de l'Etat autrichien, dès le 14 janvier 1877. A la même époque, le professeur Frithiof Holmgren, doyen de la Faculté de médecine d'Upsal, auteur d'un très-important mémoire sur le daltonisme, devait à sa haute position scientifique de faire admettre immédiatement par le gouvernement de son pays, la visite des couleurs dans la marine et dans les chemins de fer. Nous avons eu le très-grand plaisir de voir Holmgren approuver et admettre la visite périodique et surtout les exercices et les examens sur les couleurs dans les écoles.

A Boston, le docteur Joy-Jeffries, appréciant avec une très-grande bienveillance nos efforts, propose en ce moment la visite des marins et des employés de chemin de fer; il nous dit que des accidents sont arrivés à Boston par le fait du daltonisme.

A Washington, le professeur Joseph Henri a recommandé nos conclusions aux administrations de chemin de fer et de la marine des États-Unis.

A Kragero (Norwège), le docteur Daae, propose un procédé très-ingénieux d'examen, à l'aide duquel la simulation et la dissimulation du daltonisme pourront être facilement reconnues. (Lettre du 20 juillet 1877.)

De Pétersbourg, le docteur Skrébitzky, considérant que l'étude du daltonisme intéresse « la science et l'humanité » nous écrit pour avoir des informations. Il y a lieu d'espérer que Skrébitzky, aussi heureux en cela que Frithiof Holmgren, pourra sans peine faire adopter par le gouvernement russe les mesures de police sanitaire qu'il proposera.

Nous sommes très-heureux d'avoir pu contribuer à faire admettre à l'étranger les précautions nécessitées par le très-grand nombre des daltoniens, mais la nouvelle que nous pouvons annoncer aujourd'hui nous touche encore davantage parce qu'elle se rapporte au traitement du daltonisme dans notre pays :

M. Boutan, directeur général de l'instruction primaire au ministère de l'instruction publique, a bien voulu nous promettre de faire introduire bientôt, par ordre ministériel, les exercices et les examens sur les couleurs dans toutes les écoles primaires de France.

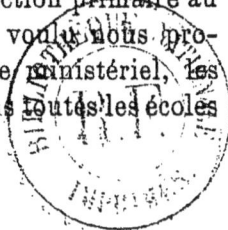

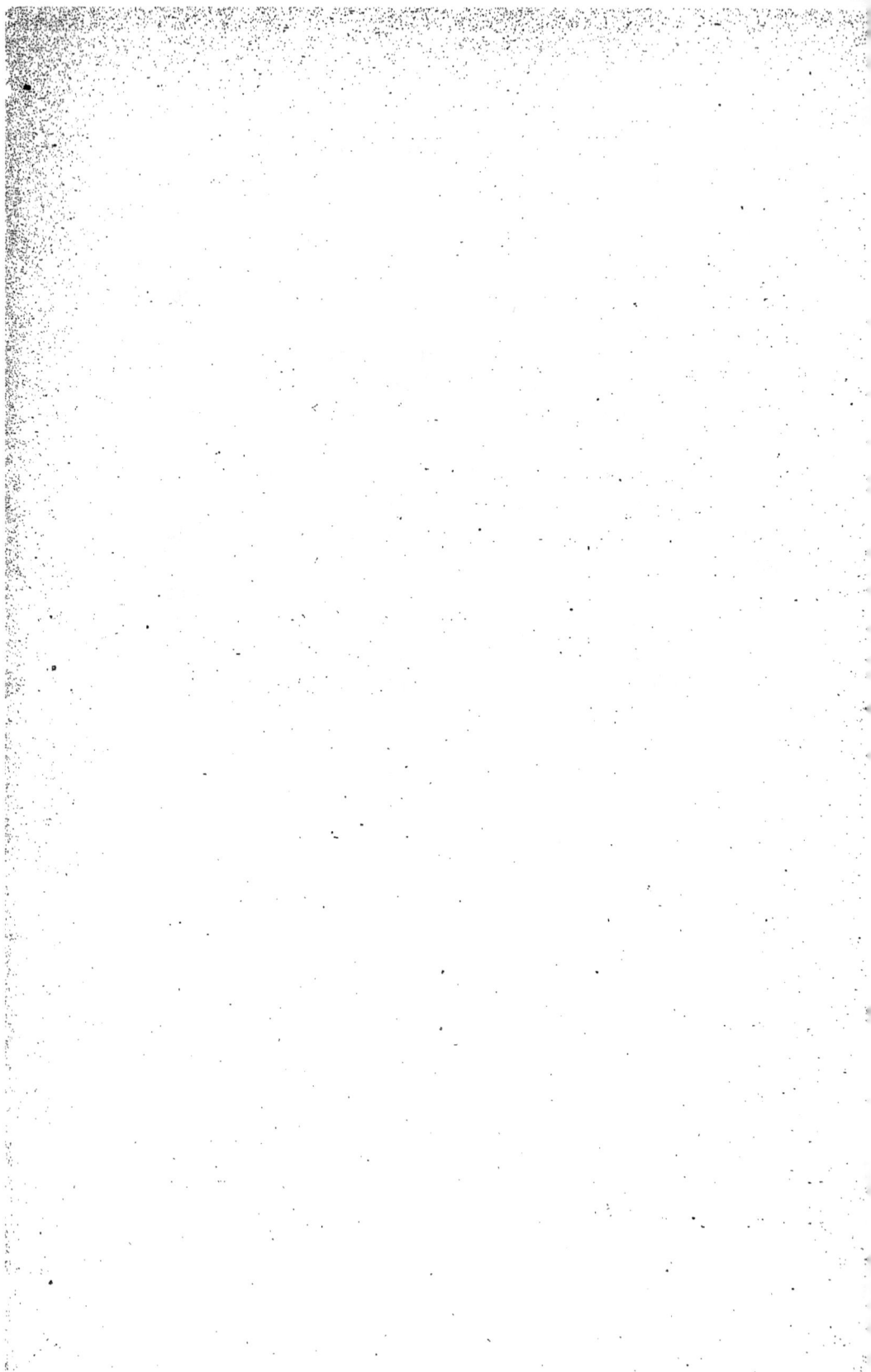

———◦◦◦———

1873. — Réforme des employés de chemin de fer affectés de daltonisme. Lu au Congrès de Lyon de l'Association française pour l'avancement des sciences, et *Lyon Médical*.

1874. — Recherches cliniques sur le daltonisme; du traitement. Lu au Congrès de Lille de l'Association française pour l'avancement des sciences, et *Lyon Médical*.

1875. — De la dyschromatopsie traumatique. Société nationale de médecine et *Lyon Médical*.

1875 et 1876. — De la dyschromatopsie dans ses rapports avec l'état militaire. Mémoire présenté au Conseil de santé des armées.

1875 et 1876. — De la dyschromatopsie dans ses rapports avec la navigation. Mémoire présenté à la Société nationale de médecine de Marseille, et *Marseille Médical*.

1875 et 1876. — Recherches cliniques sur le daltonisme. — Mémoire présenté à l'Académie des sciences. Lu à la Société de médecine de Lyon (inédit).

1876. — Résumé des mémoires précédents.

1876. — Du daltonisme dans ses rapports avec la navigation. Société de médecine de Lyon et *Lyon Médical*.

1876. — Études sur les couleurs dans les pensionnats de jeunes filles (inédit).

1877. — Le traitement du daltonisme dans les écoles.

1877. — Recherches cliniques sur le daltonisme; éléments de statistique.

1877. — Le traitement du daltonisme chez l'adulte (inédit).

1877. — Le daltonisme au point de vue médico-légal (inédit).

1877. — Projet de loi concernant les daltoniens (inédit).